L'ASSEMBLÉE

PROVINCIALE

AU PERCHE

1788

Par le docteur JOUSSET

~~~~~~~~

ALENÇON

E. DE BROISE, IMPRIMEUR ET LITHOGRAPHE

PLACE D'ARMES

—

1875

L'ASSEMBLÉE PROVINCIALE

AU PERCHE

1788

Par le Docteur JOUSSET

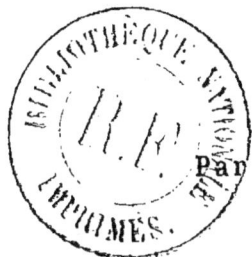

Les rois de France très-généralement ont été mauvais ménagers de la finance de leurs sujets. A chaque règne, des guerres entreprises injustement ou très-légèrement conduites, coûtaient sang et argent ; aussi la population était-elle rare et pauvre. Les plaisirs de cour, les joies avec les courtisanes se payent et les rois ne s'en privaient pas. Même les rois qui depuis 300 ans ont conquis une certaine auréole de réputation ont été des fléaux publics ; à regarder de près, deux seuls hommes, non rois mais ministres, ont été des bienfaiteurs de l'humanité : Sully et Colbert. Ils n'ont pas pressuré le peuple ; sages, économes, ayant le génie de l'ordre, ils ont pu suffire aux grandes dépenses de leurs maîtres sans augmenter sensiblement le poids de l'impôt. Sully retiré du pouvoir par la mort du roi, le gaspillage entra aux affaires ; et qu'est donc la maison privée d'ordre, d'économie et d'habileté ? Colbert mort, qu'arriva de la France ? L'ancienne gloire royale s'éteignit ; les défaites succédèrent aux victoires, la misère publique devint horrible et le grand roi, le roi Soleil fut porté à Saint-Denis accompagné de l'exécration de la nation. Après Louis XIV, son successeur, le roi crapule, l'amant de la Dubarry, le vaincu de la Prusse, de l'Angleterre, de tous ceux qui voulurent, laissa les finances de l'Etat ruinées, et voisines de la banqueroute. Le roi Louis XVI, homme de bien et de nul génie plia sous le poids ; des habiles auraient fléchi, lui fut renversé ; la question omnipotente, celle de l'argent,

1

était grave ; des dettes partout, des charges de cour excessives, des ressources nulle part ; on vivait par artifice avec l'impôt de l'avenir engagé à des financiers. Restait la ressource de créer de nouveaux impôts et de s'adresser à la générosité de la nation ; à plusieurs reprises, dans des cas extrêmes, la royauté avait réuni les États-généraux dépositaires de la bourse commune. A chacune de ces réunions, qui furent toujours rares, et pour cause, les rois les craignaient, les Etats-généraux exposaient que les charges publiques étaient lourdes outre mesure, que de nouvelles charges étaient ruineuses et c'était vrai. Les Etats-généraux harcelés, finissaient par composer. Ils avaient à se plaindre de mille oppressions royales et seigneuriales ; ils demandaient soulagement en retour de la finance. L'engagement étant pris, les Etats-généraux étaient congédiés en hâte et la promesse n'était pas tenue. Mais à la fin du siècle dernier, le gouvernement qui ne pouvait se passer des Etats-généraux comprenait bien que les temps étaient changés, que les Etats seraient plus exigeants, qu'ils demanderaient des garanties, qu'enfin ils étaient assez puissants pour n'être plus trompés. La cour était perplexe, reculait la convocation fatale, cherchait des expédients, et son ministre Calonne crut faire œuvre de génie en instituant les Etats-provinciaux. Ces Etats-provinciaux qui n'étaient pas en mesure d'obvier au mal, on le comprendra bientôt, fonctionnèrent à peine une année. Dans notre province du Perche, ils ont passé inaperçus, ou à peu près. Qui s'en souvient aujourd'hui ; quelles traces ont ils laissées ; en quel coin caché trouve-t-on leurs œuvres ; quel bien ont-ils produit ; quels historiens chez nous ont enregistré leur court et obscur passage ? Ils ont existé cependant, mais avec une ombre de pouvoir, privés des moyens nécessaires pour opérer de grandes réformes et pourvoir aux nécessités présentes. C'est en l'année 1787 que ce projet longuement médité a eu son exécution. L'installation a été pénible, pleine de minuties, de petits détails ; on entrait dans l'inconnu en hésitant ; on commença enfin.

En consultant l'atlas de l'ex-ministre Duruy on voit que la généralité d'Alençon comprenait la moyenne Normandie et le Perche. L'Assemblée ne tint pas au chef-lieu de la généralité. Alençon était le centre administratif, des services généraux, le dépôt des archives, on lui préféra Lisieux, à l'extrémité de la généralité ; et cela sous prétexte que Lisieux, par ses routes tendait la main aux centres principaux, Caen, Rouen, Paris. Cette raison était faible ; elle prévalut cependant ; sans doute des intérêts privés, des causes occultes intervinrent, mais les procès-verbaux ne sont pas tenus de tout dévoiler. Avant de débuter ou nommer un greffier, homme essentiel auquel on demande habileté, connaissances, activité, de nombreuses qualités; le greffier est pièce nécessaire aux assemblées ; souvent il est beaucoup plus que la machine à écrire, on élut deux procureurs syndics. On partagea la généralité en arrondissements, on nomma des commissions, on spécifia le travail, on fixa les séances, on ne ménagea pas les petits détails réglementaires. Chose grave et sans pareil alors dans la monarchie, le Tiers-Etat fut en nombre égal des deux autres ordres, noblesse et clergé, et les votes étaient comptés par têtes et non plus par ordres. On court après les renseignements ; on demande, 1° un état détaillé des paroisses dont chaque élection est composée ; à la suite du nom de chaque paroisse la somme à laquelle elle a été imposée, le gros de la taille, accessoires, industrie, capitation, corvée, les taxes d'offices.

2° La méthode dans chaque élection pour la répartition de la taille. (La règle de répartition n'était pas la même dans les élections.)

3° Un état particulier des villes de chaque élection qui comprendra le nombre des paroisses qu'elles renferment ; le montant des impositions qu'elles payent au roi en taille, accessoires, industrie, capitation et corvée ;

Des impositions qui se perçoivent au profit des villes, les dépenses que ces impositions ont pour objet, soit d'utilité, soit d'embellissement ; enfin ce qui constitue leur revenu et leurs charges.

4° Un aperçu sur la population de chaque ville, son commerce, ses manufactures ; en distinguant les articles de fabrication qui s'exécutent dans les campagnes, et ceux qui s'exécutent dans les villes.

5° Une copie du rôle de la capitation des nobles, ou privilégiés de chaque élection.

Les citoyens de tous les ordres sont invités à communiquer aux assemblées les idées qu'ils croient utiles au bien public, aux progrès de l'agriculture, des manufactures, du commerce, etc.

Le règlement royal sur les fonctions des assemblées provinciales et de celles qui leur sont subordonnées, ainsi que sur les relations de ces assemblées avec les intendants de la province est du cinq août 1787, il avait été précédé de peu de semaines par deux déclarations du roi très-capitales, l'une pour établir la liberté du commerce des grains (tant attendre pour chose si simple, si juste, si utile !) l'autre pour la conversion de la corvée en une prestation en argent.

L'édit royal pour l'institution des assemblées provinciales est du mois de juin 1787. Le règlement pour la tenue de ces assemblées est du 5 août 1787, un grand nombre d'articles la composent.

SECTION PREMIÈRE

Les assemblées municipales des paroisses jadis avaient joui d'une latitude extrême : maintenant on leur enjoint de se conformer, tant aux ordres qu'elles recevront au nom du roi par la voie de l'intendant et commissaire départi qu'à ce qui leur sera prescrit soit par l'Assemblée provinciale, soit par l'Assemblée d'élection, soit par les commissions intermédiaires de l'une et de l'autre assemblée.

Elles seront chargées de la répartition de tous les impôts. La répartition sera faite par les deux tiers au moins de l'Assemblée, avec cette clause que les taillables seuls décideront ; les non-taillables n'auront pas voix sur les questions d'impôt.

Pour éviter la fraude, des précautions minutieuses sont prises ; l'examen passe par la filière du collecteur, puis du syndic de la paroisse, puis du syndic de la commission intermédiaire, de l'é-lection, pour arriver à l'Assemblée provinciale. Les recouvre-ments ne devront pas être en retard sous peine des contraintes en usage. On tenait à empêcher la finance de s'égarer dans la poche d'autrui ; à bien envisager le règlement, il apparaît que le détournement devient fort difficile.

En outre du recouvrement exact de l'impôt, attribution la plus essentielle, l'Assemblée municipale est chargée des intérêts de la paroisse, bâtiments à réparer, à construire, baux d'entretien, etc., mais sa décision devra obtenir l'approbation de la commis-sion intermédiaire, de la commission d'élection, de l'Assemblée provinciale ; rouage compliqué, excellent pour retarder les affai-res et leur porter préjudice. Par cet artifice d'expertise, à exper-tise multiple, une église simplement endommagée avait le temps de se détruire au complet.

Défense aux communes de plaider sans permission compliquée de formalités ; pareille défense d'emprunter.

L'Assemblée municipale fixe le traitement de son syndic, de son greffier, des frais de l'administration municipale.

Les dépenses faites pour l'avantage de la communauté sont supportées par le gouvernement. On le voit, la commune libre jadis ne s'appartient plus ; elle est à la soumission absolue de l'Assemblée provinciale.

SECONDE SECTION.

Fonction des assemblées d'élection ou de département.

Le gouvernement, la Cour, comme on disait alors et avec raison, car la Cour était le gouvernement, le gouvernement, dis-je, aux abois et dans l'impossibilité de faire face aux difficultés, redoutant les Etats-généraux qui lui demanderaient un compte sévère, crut vaincre l'obstacle en imaginant l'état provincial, après avoir commencé par la hiérarchie la plus inférieure, après avoir supprimé, ou réduit à peu l'antique indépendance municipale. Suivons-le et voyons quelle part il réserve à l'échelon supérieur.

Aucune levée d'impôts n'est licite que par la permission du roi ou de son représentant ; les impôts ordonnés seront répartis entre les différentes communautés par l'Assemblée d'élection ou de département ; ou encore par la commission intermédiaire.

Le répartement entre les paroisses sera fait pour toutes les impositions royales.

Les assemblées d'élection ou de département, ainsi que leurs commissions intermédiaires seront le lien de la correspondance qui doit exister entre les assemblées municipales et l'Assemblée provinciale,

Les syndics fourniront tous les détails utiles qui leur seront commandés pour éclairer l'Assemblée et la diriger ; ou en vertu des instructions adressées par le roi ou l'Assemblée supérieure provinciale.

Les assemblées d'élection ou de département adresseront à l'Assemblée provinciale l'état des frais de leur gestion, ainsi que l'exposé de ce qui intéresse leur territoire.

Les assemblées d'élection procéderont aux adjudications des ouvrages délibérés et admis.

Les adjudications d'ouvrages seront faites en présence de l'assemblée municipale.

Mais voici un article neuvième excessivement restrictif et qui lie les mains de tout le monde.

En général, tout ce qui intéressera le territoire des assemblées d'élection ou de département, sera d'abord délibéré et ensuite exécuté par elles ou leurs commissions intermédiaires, lorsque, sur l'avis de l'Assemblée provinciale, l'exécution en aura été autorisée par le roi.

On ne peut imaginer un article plus gênant et plus propre à arrêter les affaires que pour une raison ou une autre on veut empêcher d'aboutir. La Cour ne voulait lâcher aucune parcelle de son pouvoir. Soit : mais le pouvoir absolu ne peut être respecté et toléré qu'avec l'accompagnement d'une grande sagesse et le gouvernement d'alors était détestable.

TROISIÈME SECTION.

Fonctions de l'Assemblée provinciale.

Toutes les questions de finances seront délibérées par l'Assemblée provinciale, petites et grandes, puis soumises à l'approbation du roi ; car il faut toujours passer par cette approbation royale absolue sans laquelle rien ne vaut.

Toutes les questions de travaux publics seront soumises à l'Assemblée provinciale, et le résultat des délibérations renvoyé à la sanction royale.

Les demandes en décharge, ou indemnité formées par des particuliers seront portées à l'assemblée municipale et, en rappel, à l'assemblée d'élection ou de département, celles de même genre formées par des paroisses seront portées aux assemblées d'élection ; en rappel à l'Assemblée provinciale.

L'Assemblée provinciale, ou sa commission intermédiaire, procèdera à l'adjudication, direction, réception des travaux publics.

L'Assemblée provinciale et sa commission intermédiaire pourront faire parvenir au Conseil (conseil d'état, sans doute a voulu dire le règlement) toutes les propositions et mémoires qu'elles jugeront utiles à la province.

La commission intermédiaire reçoit les comptes des communautés, les examine, les vérifie, donne son avis et l'expose à l'Assemblée provinciale.

Les procès-verbaux des assemblées seront imprimés et livrés au public qui les jugera.

Voilà une innovation hardie pour l'époque. En dehors de cette prescription, le public se préoccupait depuis longtemps des intérêts généraux et y prêtait son inquiète attention. Il ne restait point tiède et calme ; il se passionnait.

QUATRIÈME SECTION

Fonctions respectives du commissaire départi et de l'Assemblée provinviale.

Le commissaire départi (désigné, député) remplira auprès de l'Assemblée provinciale, les fonctions de commissaire du roi ; aucune délibération ne pourra être prise par l'Assemblée avant qu'il en ait fait l'ouverture. Il fera connaître à l'Assemblée les intentions de sa Majesté ; il en fera la clôture le trentième jour, ou même plus tôt, si les ordres du roi le lui prescrivent, ou si les affaires étant terminées, il en est requis par l'Assemblée.

Les syndics sont tenus d'informer chaque jour le commissaire du roi de tous les agissements.

L'Assemblée provinciale est tenue d'informer chaque jour le contrôleur général des finances et les ministres de tous ses agissements.

Procès-verbal entier des séances est transmis au contrôleur général, au secrétaire d'état de la province, à l'intendant, au commissaire départi.

Chaque commission intermédiaire est tenue de transmettre ses rapports dans la huitaine à l'intendant et au commissaire départi.

Entre le commissaire départi et l'Assemblée il y a échange de rapports ; rien ne doit être célé au commissaire; le commissaire doit répondre aux demandes de l'Assemblée et l'éclairer.

Défense de délibérer en dehors de la limite des règlements

Pour juger l'empêtrement de cette machine compliquée dite

Assemblée provinciale, reproduisons textuellement un certain
article huitième :

« L'intention de sa Majesté étant qu'il ne soit statué en son
conseil sur aucune délibération ou proposition des assemblées
provinciales sans qu'elles aient été communiquées aux sieurs
commissaires départis et le bien du service étant intéressé à la
plus prompte expédition possible, les syndics de l'Assemblée
provinciale remettront, au nom de la commission intermédiaire,
au sieur intendant et commissaire départi, les lettres, mémoires,
états et projets d'arrêts qui devront être adressés au sieur contrôleur-général, auquel ledit sieur commissaire départi fera parvenir toutes ces pièces en original en y joignant ses observations
et avis. Il remettra de même en original ou par ampliation, suivant la nature des objets, aux syndics, les réponses, décisions ou
arrêts qu'il recevra du sieur contrôleur-général pour le commissaire intérimaire, n'entend néanmoins sa Majesté interdire, par
la présente disposition, toute correspondance directe entre son
conseil et les commissions intermédiaires des assemblées provinciales pour les objets étrangers à la correspondance courante et
habituelle. »

La comptabilité est affaire capitale; les feuilles d'impôts divers
(ils sont nombreux) seront envoyées à la diligence des syndics
des différentes commissions intermédiaires, à la commission provinciale intermédiaire, ainsi que l'état justifié des dépenses, rapports des comptes par les syndics à la commission intermédiaire.

(Il existe dans ces règlements un désir de lumière et de vérité ; il faut le reconnaître franchement ; et c'était précieux, car
rien de plus embrouillé, de plus obscur que les anciens comptes
de finances).

Si l'Assemblée provinciale a ses règles afin de se diriger dans
l'examen des intérêts qui lui sont confiés, elle a aussi ses règles
de détails qui sont assez curieux sur le cérémonial à observer,

les formes de la tenue de l'Assemblée et des assemblées de département ; les fonctions des différents membres ou officiers des dites assemblées, la formation et organisation intérieure.

Cette étude ne peut tout comprendre de cette organisation vaste et compliquée ; bornons-nous à un spécimen. Il sera question de la part faite au commissaire du roi, le représentant de la royauté.

En 1785, la royauté était une religion, ses représentants devaient être entourés d'un grand décorum. On en jugera par la part faite au commissaire royal.

« Le sieur intendant-commissaire du roi sera prévenu en son hôtel par deux membres choisis par le président, l'un dans le clergé ou la noblesse et l'autre dans le Tiers-Etat, que l'Assemblée est formée ; et il sera invité par eux à venir en faire l'ouverture. »

(La part honorifique est faite au Tiers-Etat, on commence à croire qu'il a son poids dans la balance de l'Etat.)

Le commissaire du roi se rendra à l'Assemblée en robe de cérémonie du conseil et précédé de ses *hoquetons* ; arrivé au lieu des séances, il sera reçu au pied de l'escalier par les deux procureurs syndics ; au haut de l'escalier par une députation de quatre membres choisis par le président, l'un dans le clergé, un autre dans la noblesse et les deux autres dans le Tiers-Etat.

Le commissaire du roi sera reçu dans l'Assemblée par les membres, autres que ceux formant la députation, étant à leur place, debout et découverts.

Le commissaire du roi sera conduit à son fauteuil d'honneur élevé d'un degré et placé au milieu de l'Assemblée vis-à-vis de celui du président qui sera aussi élevé d'un degré et en avant du bureau des procureurs-syndics et de secrétaire-greffier.

Il sera reconduit avec les mêmes honneurs ; le même cérémonial sera observé pour la clôture de l'Assemblée, et toutes les fois que le commissaire du roi entrera à l'Assemblée pour y faire connaître les intentions de sa Majesté.

Le lendemain de l'ouverture de l'Assemblée, il sera fait une députation composée de quatre membres députés au commissaire du roi pour le saluer de la part de l'Assemblée.

Toutes les fois qu'il sera fait mention dans le procès-verbal du sieur intendant relativement à ses fonctions vis-à-vis de l'Assemblée pendant le cour de ses séances, il sera désigné dans le procès-verbal sous le titre de monsieur le commissaire du roi.

Lorsqu'il sera question d'opérations antérieures à l'Assemblée ou qui devront la suivre, sa Majesté veut que son commissaire départi ne puisse être désigné par le procès-verbal, les rapports et autres actes de l'Assemblée que sous le nom de monsieur l'Intendant.

Par les détails qui précèdent, on comprendra le soin pris par l'auteur de l'Assemblée provinciale pour sauvegarder l'autorité royale dans une tentative considérée par la Cour comme un abandon d'une fraction du pouvoir absolu du roi.

Le règlement définit aussi l'étendue du pouvoir du président, son mode d'action, etc.

Ce qui concerne l'Assemblée est minutieusement exposé en effet.

Les rangs pour les seigneurs sont fixés suivant l'âge, les rangs pour le Tiers-Etat sont établis selon l'ordre des communautés qui sera déterminé d'après l'importance des contributions.

A l'ouverture des séances, messe du St-Esprit.

Père, fils, beau-père, gendre s'excluent.

Bureaux particuliers chargés de rédiger et préparer les objets sur lesquels il devra être délibéré.

Les membres de l'Assemblée seront distribués dans leurs bureaux respectifs.

Quatre bureaux : l'un sera le bureau de l'impôt, le second celui des fonds et de la comptabilité, (cette distinction est difficile à comprendre ; la réunion de l'un et de l'autre n'aurait-elle pas plus de raison ?) le troisième celui des travaux publics ; le quatrième celui de l'agriculture, du commerce et du bien public.

Voilà un bureau bien occupé !

Faculté d'une commission particulière pour les affaires pressautes et imprévues.

Commissions pour visites des greffes, des archives, rédactions et révisions des procès-verbaux.

Délibérations hors l'Assemblée sans effet. (Ici prudence est mère de sûreté. Leçon aux assemblées futures qui n'en profiteront pas.)

Discussions en dehors de l'ordre du jour non permises.

Procès-verbaux livrés à l'impression et rendus publics quinze jours après la clôture de l'Assemblée.

Séparée, l'Assemblée est représentée par une commission dite intermédiaire qui entre en activité incontinent..

Même président, mêmes rapports ministériels.

Le procureur-syndic devra être un gentilhomme, seigneur de paroisse, ou propriétaire d'un fief dans la province.

Les procureurs-syndics placés à un bureau au milieu de l'Assemblée ;

Les procureurs syndics chaque jour en correspondance avec le commissaire du roi ;

Prendront connaissance du travail des bureaux avant sa soumission à la discussion;

Sans voix délibérative.

Pièces contresignées par les procureurs syndics ;

Les assemblées de département se tiendront dès le mois d'octobre, c'est-à-dire un ou deux mois avant l'Assemblée provinciale, pour cause que l'on prévoit;

Durée quinze jours ; convocation par le président ; ordre de se concerter avec le bureau intermédiaire avant et après la réunion pour l'entente des affaires Procès-verbaux rédigés en triples, pour le contrôleur-général, l'intendant, l'Assemblée provinciale ; recommandation d'harmonie et de bons procédés envers l'Assemblée provinciale.

Encore un rouage de cette machine tant compliquée, celui des bureaux dits intermédiaires.

Ces bureaux reçoivent l'ordre des assemblées de département et de la commission intermédiaire provinciale avec injonction de s'y conformer « *ponctuellement et littéralement.* » Bureaux intermédiaires en effet entre le département et l'assemblée municipale. A ces bureaux doivent s'adresser les conseils municipaux pour parvenir plus haut. Combinaison dérisoire propre à gêner la marche des affaires.

Un chiffre de fortune était fixé pour l'admission à certaines assemblées ; les admis au conseil paroissial devaient payer au moins dix livres d'impôt ; les admis au conseil municipal trente livres. Les procureurs-syndics étaient chargés de la surveillance de ces détails, et d'en référer aux assemblées supérieures.

Quelles devaient être les attributions des assemblées municipales, départementales, provinciales d'après la nouvelle conception du ministre ?

L'Assemblée municipale doit obéir aux ordres du roi, de l'Assemblée provinciale, de département, des commissions et bureaux intermédiaires.

(Voilà bien des maîtres pour ces humbles assemblées qui vivent et agissent près de nous, au milieu de nous, touchant à chacun de nos besoins).

Elle exclut de la répartition de la taille les privilégiés non taillables.

Une succession d'articles de ce règlement sont d'une obscurité décourageante.

L'Assemblée de département ne fera aucune levée d'impôts au-dessus ds cinq cents livres, sans ordre du Conseil royal, au-dessous de cinq cents livres, le commissaire départi en décidera. Cependant le roi, par très-grande faveur, dit le texte, souffre que l'Assemblée provinciale se substitue à son autorité pour autoriser la levée des impôts au-dessus de cinq cents livres ; à condition pourtant que cette assemblée provinciale en référera au conseil royal dans les six mois qui suiveront.

Cherchera qui voudra la confiance si grande que le roi accorde à l'Assemblée provinciale.

Les assemblées de département recevront les ordres du roi et des Assemblées provinciales et y obéiront.

Les Assemblées provinciales distribueront les impôts consentis par le roi, sans avoir le droit d'en lever aucun. On leur laisse la faculté de désigner les impôts à lever et les dépenses à faire.

L'Assemblée provinciale était un pouvoir. Au-dessus de ce pouvoir était un autre pouvoir qui représentait le roi, celui de l'intendant de la province. Les rapports respectifs de ces deux pouvoirs devaient être réglés.

L'Assemblée provinciale et l'intendant se communiqueront les éclaircissements utiles pour le service du roi et le bien de la province.

L'intention du roi est que l'intendant remette à l'Assemblée provinciale un tableau contenant la distribution, par élection, de la taille, des impositions accessoires de la taille et de la capitation taillable ; ce qui compose le montant des commissions expédiées pour les impositions taillables et le montant aussi par élection de la capitation des nobles privilégiés ; un état qui fera connaître le montant des fonds appartenant à la province pour la dépense des ponts et chaussées ; un état des fonds qui font partie de la capitation.

L'impôt régulier quoique multiplié ne pouvait suffire tant on avait abusé des finances de l'Etat. On surchargea le contribuable d'un surcroît dit le vingtième, c'est-à-dire que l'impôt était fixé à vingt-une livres au lieu de vingt. Ce premier vingtième ne suffisant pas, on le doubla ; puis on imagina d'imposer quatre sols par livre au premier vingtième, ce qui constituait vingt-cinq sols par livre rien que pour le premier vingtième.

C'était un égorgement d'argent.

La province du Perche pendant une période de cent ans et plus s'était empressée de se soulager en contractant, par période de dix ou vingt ans un abonnement, c'est-à-dire, un engagement financier qu'elle payait de suite pour être quitte pendant la durée de cette période. Qu'y gagnait-elle ? l'abonnement était fixé sur la somme que le roi retirait de l'impôt ; peut-être la faculté de se soustraire à une aggravation dont on était toujours menacé. Le roi y gagnait une masse d'argent qui convenait à une position toujours en détresse.

En 1787 le surcroît d'impôt était de deux vingtièmes par livre, plus quatre sols par livre pour le premier vingtième sur la totalité des impôts. Total six sols par livre, savoir : trente livres par cent livres, ce qui est un beau denier.

Un très-beau rôle laissé par le Gouvernement à l'Assemblée provinciale est l'administration des ponts et chaussées de la Généralité ; et cette administration n'était pas petite besogne. L'Assemblée provinciale ou sa commission intermédiaire qui la représentait a sous ses ordres, ingénieurs, inspecteurs, sous-inspecteurs, élèves, piqueurs. La masse de travaux exécutés, projetés, en cours d'exécution sera soumise à l'examen et approbation du contrôleur général des finances.

L'Etat ne lâchait pas la moindre parcelle de ce qu'il appelait son droit.

On se plaint, et avec raison, de la complication de nos administrations actuelles. Nos ancêtres étaient des maîtres en fait de complication.

Si la sollicitude de l'Assemblée provinciale était appelée sur l'état des ponts et chaussées, elle ne l'était pas moins sur l'agriculture. L'Etat donnant l'exemple avait remplacé la corvée par une prestation en argent afin de rendre libre la journée du cultivateur en toute saison. De plus il avait proclamé quelques années auparavant, à l'instigation du ministre Turgot qui a tout le mérite de la mesure, la liberté de la circulation des grains, sa sortie même du Royaume, sauf les années de rareté ou de disette. Des instructions agricoles sont répandues ; des graines nouvelles sont distribuées ; des cultures perfectionnées sont recommandées. Les recommandations adressées à l'Assemblée provinciale au sujet de l'agriculture sont merveilleuses de clarté, de raison, d'expérience. Après un siècle d'épreuves, de méditations, la science actuelle n'a pas dit mieux. Mais pour que l'agriculture prospère, une longue paix est nécessaire et le caractère français est incompatible avec la paix longue ; la guerre extérieure ou intérieure est le propre du caractère national. Les malheurs qui en découlent sont leçons non comprises ou vite oubliées.

L'intendant de la Généralité, M. Julien appelle l'attention sur les engrais, les bestiaux à viande, les prairies artificielles, les racines féculentes, le parcage, les laines, les bestiaux aratoires, les labours, les maladies propres aux grains, les granges et meules, la mouture, les chanvres et lins, la santé publique. Programme étendu, utile, digne d'être pris en considération ; beau rêve en vérité, mais qui n'est qu'un rêve. Encore quelques mois, l'autorité faiblit, le brigandage se répand dans les campagnes et tout esprit de progrès disparaît.

Les règles pour les Etats provinciaux étant posées, l'Assemblée provinciale ouvre enfin le vingt et un novembre 1787 à Lisieux pour la Généralité d'Alençon composée de la moyenne Normandie et du Perche, par lettre du Roi adressée à l'Evêque de Lisieux, comte de Lisieux.

Les trois ordres réunis à l'hôtel-de-ville, le Clergé était représenté par huit membres dont trois appartenaient au Perche.

L'ordre de la Noblesse était représenté par sept membres dont deux seulement appartenaient au Perche.

Le Tiers-État était représenté par dix-huit membres dont huit appartenaient au Perche.

Des deux procureurs syndics, l'un représentant le Clergé et la Noblesse appartenait à la Noblesse ; l'autre procureur syndic représentant le Tiers-État appartenait cependant à la Noblesse.

Parmi les représentants du Tiers-État[huit appartenaient à la Noblesse.

De tout ce personnel composé de vingt-cinq noms, combien peu sont restés connus! Cinq seulement. Celui de Guérout des Charbotières, conseiller du roi, maire de Nogent-le-Rotrou, ancien député de la province du Perche, en société de Berthereau et de Fontenay pour règlement du dernier abonnement, puis obtention de sa suppression, sera conservé dans l'histoire du Perche, lié qu'il est à un acte considérable.

L'inauguration de l'Assemblée provinciale fut solennelle. Le discours du président, comte évêque de Lisieux attaque de suite les points dont l'Assemblée aura à s'occuper, répartition des impôts, direction des travaux publics, la protection due au commerce, à l'industrie, à l'agriculture, l'extinction de la mendicité, tous sujets d'études graves qui devront attirer l'attention de l'Assemblée. Le discours très-académique du président contient quelques points noirs. Reproduisons-en un seul :

« Oui, Messieurs, ne nous le dissimulons pas ; nos travaux
« armeront contre nous l'intérêt personnel, cet ennemi irré-
« conciliable du bien public ; il s'élèvera surtout contre cette
« mesure proportionnelle qu'une justice impérieuse exige dans
« les répartitions, parce qu'il était parvenu à s'y soustraire. »
(Allusion à la répartition de l'impôt sur le clergé et la noblesse qui étaient parvenus à s'y soustraire.)

.....« La modération présidera dans tous les bureaux ; une
« discussion paisible préparera les rapports; la sagesse viendra
« former les avis. »

.....« La religion aura partout la principale influence, sans
« elle on ne peut rien exécuter d'heureux. »   2

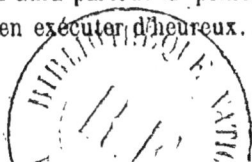

Dieu vous écoute, Monseigneur : Il est rare que dans une
assemblée composée de 25 hommes, l'harmonie soit parfaite. Il
arriva cependant que le calme se maintint dans cette première
Assemblée provinciale, choisie, triée, composée d'hommes voués
à la royauté et au ministre qui ne sortirent pas du cercle tracé,
qui n'osèrent pas toucher du bout du doigt aux questions brû-
lantes de l'époque. Pourtant, une réserve absolue n'était pas
imposée à l'Assemblée; quelques articles du règlement laissaient
la porte ouverte aux observations, aux demandes, aux réclamations. On n'osa pas, tant était absolu pour tous ces hommes
triés le prestige royal ; et aussi tant étaient difficiles, compli-
quées les mille questions qui s'agitaient dans les esprits. Le feu
était au volcan ; quelle direction prendrait la flamme?

Le représentant du roi est prévenu ; il se rend à l'Assemblée;
le cérémonial est imposant. Discours d'apparat. Ce discours est
vraiment remarquable; on jugera son importance par la seule
énumération des sujets qu'il traite : impositions générales,
taille, capitation, vingtièmes, répartition de la taille......
« la taille et ses accessoires portent sur les fonds comme sur les
« personnes. Sous ce dernier aspect, elle est complétement arbi-
« traire, étant très-difficile de connaître assez les facultés du
« contribuable pour assigner la portion exacte qu'elles pour-
« raient porter de cette imposition.».....

Capitation des nobles privilégiés, maîtres de postes et leurs
privilèges, vingtièmes, grandes routes, corvées, indemnités, plan-
tation des routes, travaux de charité, enfants trouvés, nourrices,
cours d'accouchement, maladies épidémiques, secours, école
vétérinaire.....

Un monde à étudier, à discuter, à régler ; et quelques semaines seulement réservées pour attaquer et mener à bien ces travaux d'Hercule; dérision !

Nouveau discours du président; remise par le commissaire du
roi du cahier contenant les instructions et les ordres du roi.

L'intendant Julien se retire en grande cérémonie. Désignation
d'un secrétaire, indication d'une messe du Saint-Esprit à la ca-
thédrale pour le lendemain, plus d'une messe basse chaque jour
à l'hôtel de la Vierge, à neuf heures du matin, choix d'un imprimeur et de rédacteurs, ainsi se termina cette première séance
bien remplie, certes.

Beaucoup de questions tranchées par le commissaire du roi
reparaissent à l'ordre du jour, après un siècle. Le sont-elles
avec plus de lumières, de bon sens, d'un parfait amour du bien
public?

Ce premier jour de la tenue de l'état provincial, le zèle est
grand; l'Assemblée se réunit une deuxième fois à quatre heures
du soir.

La parole est aux procureurs syndics qui lisent le rapport des
opérations de la commission intermédiaire.

Dans ce bienheureux temps monarchique, tout orateur se
croit obligé à une flagornerie plus ou moins lourde et vraie à
l'adresse du monarque. Le procureur syndic est loin de se soustraire à cette obligation. On n'écrit plus rien de pareil de nos
jours. « Qui de nous, Messieurs, ne se sentirait pas de plus en
plus intimement pénétré de ces sentiments d'amour, de respect
et de fidélité gravés dans tous les cœurs français, lorsque nous
voyons le roi juste et bon remettre à une portion choisie de la
nation, une partie de la surveillance qu'un usage très-ancien avait
concentrée dans les mains d'un petit nombre de mandataires de
son autorité? Ne semblerait-il pas, Messieurs, que les acclama-
tions qui ont suivi tous les pas de notre auguste monarque,
lorsqu'il a parcouru cette province ; qui se sont fait entendre
dans cette ville même qui nous réunit aujourd'hui, étaient non-
seulement le tribut de notre amour, mais encore le présage du
bienfait que sa sagesse, sa justice et sa bonté nous destinaient et
de la reconnaissance que nous devons lui témoigner aujour-
d'huy?.....»

Tout le discours du procureur syndic sent la phrase d'une lieue et se maintient sur ce ton. Il arrive enfin au fait, savoir le travail de la commission intermédiaire. Il est un peu question des routes, des impôts ; puis des compliments pour tous, surtout le président qui a dû baisser les yeux ; puis d'une demande de règlement d'étiquette, de la constitution des bureaux....

En résumé, un mémoire succinct sur la Généralité d'Alençon ; un autre mémoire sur la taille, accessoires et capitation ; un autre mémoire sur la gratification annuelle accordée sur la taille ; un état des paroisses et particuliers qui ont éprouvé des pertes et qui réclament indemnité. Judication de la séance pour le lendemain.

Deuxième journée. — Messe du Saint-Esprit, compliments, remerciements pour tout le monde. Enfin, le procureur syndic lit un mémoire sur les fameux vingtièmes ; un autre sur les ateliers de charité ; un troisième sur les fonds destinés à faire face aux dépenses tant fixes que variables de la Généralité ; puis enfin sur la gabelle, ses greniers, la quantité de sel, son prix.

Remerciments aux procureurs syndics pour leurs travaux qui, en effet, sont considérables.

Les membres se répartissent dans les quatre bureaux des impositions, des travaux publics, de la comptabilité, du commerce et de l'agriculture.

Dans la quatrième séance, distribution du travail dans les bureaux. C'est effrayant.

Cinquième, sixième séance, de forme seulement.

Septième séance ; constitution d'un règlement pour l'Assemblée.

Huitième séance, plus sérieuse.

Il y est discuté et décidé que, sous le bon plaisir du roi, les procureurs syndics, en cas de mort, démission ou destitution du secrétaire-greffier, aviseront, par tous moyens de droit, à la conservation des papiers, correspondances ou autres du secrétariat ;

Que les filles, les veuves et les enfants mineurs, seigneurs de paroisse pourront se faire représenter aux Assemblées municipales et d'arrondissement par des porteurs de pouvoirs ;

Que dans les villes où les charges municipales sont devenues héréditaires, les députés, tant à l'Assemblée d'arrondissement qu'à celle de département seront choisis et nommés par la communauté paroissiale assemblée et non par les officiers municipaux seulement ;

Que lorsqu'il y aura dans une paroisse plusieurs curés, ils seront, chacun à leur tour, et pendant une année, membres de l'assemblée municipale, en suivant l'ordre des séances qu'ils tiennent entr'eux ;

Que les membres de l'Assemblée provinciale ne seront point inquiétés pour affaires de justice pendant la durée de leurs fonctions, ni pendant les quinze jours qui précéderont et les suivront ;

Que les chanoines et dignitaires ecclésiastiques ne pourront être constitués en perte dans leurs églises pendant qu'ils siégeront à l'Assemblée ;

Que dans les paroisses où il ne serait pas possible de trouver, parmi leurs habitants, un nombre de propriétaires payant trente livres d'imposition pour composer une municipalité, elle serait complétée de propriétaires ou fermiers, demeurant dans la paroisse, dont les impositions foncières ou personnelles approcheraient le plus du taux fixé par le règlement.

(Témoignage de la pauvreté générale.)

Qu'il y ait quinze délibérants par cent feux au moins ;

Que dans les assemblées municipales, les élections soient faites à haute voix. (Les membres en général ne savaient pas signer.)

Voilà une séance de l'Assemblée provinciale bien remplie. Suivons : le rapporteur fait discuter et adopter :

Qu'à l'avenir les membres ecclésiastiques et nobles de l'Assem-

blée provinciale seront admis, avec les présidents des départements, à concourir à la présidence de l'Assemblée provinciale ;

Que pour être admis à prendre séance parmi les gentilshommes, il faudra prouver cent ans et quatre degrés de noblesse ;

Que les membres retardataires seront exclus après trois
jours de l'Assemblée, à moins d'excuse légitime dûment cons-
tatée ;

Que la commission intermédiaire s'assemblera une fois la semaine, ou plus, si le besoin est ;

Que les bureaux intermédiaires des départements suivront les
mêmes règles que les commissions intermédiaires.

Séance remplie, trop formaliste sans doute ; c'est le tort de
bien des assemblées. On abordera peut-être l'œuvre sérieuse ;
nous verrons bien. Assistons à la séance neuvième.

Le rapporteur du bureau des impositions expose la question
des vingtièmes. A l'origine, ce genre de subside n'avait été établi
que pour venir en aide dans les périls de l'État. Le grand roi
Louis XIV dont la grandeur fut payée si cher convertit le vingtième en deux vingtièmes (un dixième). Ce dixième devait cesser à la paix ; il fut maintenu jusqu'en 1717.

Le cinq juin 1725, établissement d'un cinquantième sur tous
les revenus.

En 1733, rétablissement du dixième.

Les rois ont des procédés merveilleux ; ce dixième supprimé
en 1746, fut remplacé par l'établissement d'un vingtième, plus
deux sols par livre pour le vingtième supprimé.

On croit rêver ; c'était la vraie vérité.

Chaque propriétaire devait déclarer la quotité de son revenu.
La fausse déclaration amenait la saisie du quart du revenu.

En 1756, rétablissement d'un second vingtième.

Prorogation des deux sols par livre.

En 1760 perception d'un troisième vingtième et maintien des

deux sols par livre ; et tous ces impôts une fois établis avec promesse de prompte cessation ne cessent plus.

En 1775 ordre de percevoir quatre sous par livre sur le premier vingtième.

En juillet 1782, établissement d'un troisième vingtième.

Tel est le résumé très-succinct du rapporteur du bureau des impositions, seulement sur les vingtièmes, partie de l'imposition générale. En y ajoutant les impôts sur la taille, la capitation et ses accessoires, les droits d'aydes, les droits domaniaux, l'impôt sur le sel et autres, on arrive à un total formidable pour la province; total sur lequel s'exclame l'Assemblée provinciale, malgré toute sa bénignité royaliste.

Après longue réflexion l'Assemblée se résoud à demander un abonnement et arrête que — monseigneur le président « sera » prié de porter au roi ses très-humbles et très-respectueux » remerciements, pour l'offre d'abonnement qu'elle regarde » comme un bienfait signalé de sa Majesté et le seul moyen de » parvenir à une égalité proportionnelle dans la répartition des » vingtièmes.... » que la Généralité est sans ressources ; que depuis plusieurs années la récolte des fruits a manqué.... que la stérilité de 1785 a dépeuplé nos campagnes de bestiaux ... que la Généralité a souffert des épizooties, de la grêle.... de la fermeture des fabriques.... que la Généralité impuissante prie très-respectueusement sa Majesté d'accorder l'abonnement sur le montant des rôles actuels sans aggravation.

Séance neuvième très-grave, séance douloureuse ; la lumière se fait, la vérité éclate ; les impôts sont excessifs, la misère générale, les moyens de réparation insuffisants, l'Assemblée provinciale n'est qu'assemblée plate et servile ; la proposition d'abonnment adressée par la royauté n'est que leurre et duperie ; aucune des réformes nécessaires n'est proposée. L'esprit public s'est prononcé, on ne lui donne nulle satisfaction. Etonnons-nous que dès ce début l'Assemblée provinciale soit tombée en discrédit et qu'elle n'ait pu ouvrir une deuxième session.

Dans la dixième séance le rapporteur du bureau des ouvrages publics expose son travail à l'Assemblée qui a dû écouter avec plaisir, car il est vraiment remarquable. Il est douteux que la science des travaux publics fasse mieux aujourd'hui. Le rapport comprend la division des routes réparties en quatre classes ; (c'est encore la division actuelle) les dimensions, les fossés, les plantations, les instructions pour la construction et l'entretien, les alignements et ouvertures nouvelles, les règlements sur les roulages et dégradations.

L'article voitures contient des détails qui semblent appartenir à la législation actuelle, ce qui est réglementé aujourd'hui sur le nombre des chevaux, la largeur des bandes, la saillie des clous, est la reproduction d'anciens règlements. La maréchaussée, les employés des fermes et des régies ont ordre de faire bonne garde. Peines sévères contre les délinquants et les insubordonnés.

« Un détail n'échappe pas : ordonne sa Majesté à tous pro-
» priétaires de charrettes, charriots et autres voitures.employés
» au roulage et au transport de toutes denrées et marchandises
» quelconques de faire peindre en caractères gros et lisibles sur
» une plaque de métal posée en avant des roues, au côté gauche
» de la voiture, leurs noms, surnoms et domiciles ; et ce sous
» peine de quinze livres d'amende. Veut sa Majesté que ceux
» qui auront pris un faux nom soient condamnés à une amende
» de cent livres et double en cas de récidive, à la consignation
» à la saisie. »

Aujourd'hui, dans nos habitudes de laisser-aller, la justice de paix, de laquelle relève ce genre de délit, plus indulgente ne con- damne qu'à un fr. d'amende.

En somme, rapport magistral à l'usage de tous les temps et de tous les lieux.

Onzième séance.

Un des membres de l'Assemblée est malade, le comte de Nocé;

délégation de deux membres pour lui porter les vœux de l'Assemblée, c'est gentilhomme ; la politesse n'a pas manqué à l'ancienne société ; elle a été portée presque à l'égal d'une vertu.

Le bureau qui va occuper l'Assemblée est dit des travaux publics ; Il l'entretient des routes. La Généralité y est divisée en cinq départements, savoir : Alençon, Lisieux, Bellême, Falaise, Verneuil.

Les trois premières catégories de route ont été immédiatement attaquées; la dernière négligée; on s'en aperçoit bien, puisque présentement après un siècle révolu, les communications de bourg à bourg sont loin d'être complètes.

Une route de première classe de Paris en Bretagne traverse le Perche par Verneuil, Mortagne, Alençon.

Une route de première classe de Paris au Mans, traverse Châteauneuf, Regmalard, Bellême.

Une troisième de Paris à Caen passe par Lisieux.

Une quatrième de Paris à St-Malo traverse Verneuil, Laigle, le Merlerault, Argentan.

Les quatorze routes de deuxième classe atteignent parfois le Perche à la Ferte-Vidame, Nogent-le-Rotrou, Bellême, Châteaudun, Mortagne, Longny, Domfront, Flers.

La troisième classe a huit routes, de villes à villes de moyenne importance.

La quatrième classe est très-nombreuse. Signalons seulement l'élection de Mortagne ; de Regmalard à Mortagne, de Laigle à St-Anne, de Mortagne à Moulins, de Sées au Mesle.

Ces routes décidées, classées, n'ont été terminées qu'après beaucoup de temps. Il est vrai que la terrible Révolution qui a semé désordres et ruines a beaucoup contribué à ce retard.

Dans cette longue séance onzième si consciencieuse, il a été arrêté qu'il sera fait chaque année des fonds suffisants pour l'entretien des routes.

Qu'il ne sera ouvert aucune route qu'après l'achèvement de celles commencées.

Qu'on donnera la préférence aux routes mettant en communication avec les centres importants de populations, de commerce, de manufactures.

Que les ateliers d'entretien seront espacés de lieue en lieue.

Que les devis seront multipliés selon les besoins.

Les députés actuels se harcèlent, se disputent; ont-ils souvent des séances remplies comme celle-ci.

La douzième séance a moins d'importance que les précédentes.

L'Assemblée demande la franchise postale pour ses travaux, ceux des Assemblées de département, des commissions et des bureaux intermédiaires. A l'occasion de laquelle demande le rapporteur use du langage suivant : « D'après ces considérations, « vous prierez sûrement Mgr le Président, de porter votre « vœu au pied du trône et de représenter au Roi que les Assemblées « de la Généralité étant chargées de veiller sur les intérêts des peu- « ples qui sont ceux de sa Majesté, leurs fonctions sous ce « rapport ne diffèrent point.... que l'établissement de la « nouvelle administration ayant pour but de soulager les sujets « du Roi, les vues bienfaisantes de sa Majesté ne seraient point « remplies, si elle refusait la franchise sollicitée.... »

Séance vide et perdue. Ces gens là sont devant le Roi comme des esclaves devant le Satrape, un peu plus ils lui baiseraient les pieds.

Treizième séance.

La capitation, mot oublié aujourd'hui, est l'impôt par chaque tête. Il a changé de nom pour se déguiser et s'appelle impôt personnel; odieux, il a changé de nom plusieurs fois. Louis XIV avide d'argent l'établit définitivement pour fournir aux frais de ses guerres, sur les trois ordres sans exception ni privilège. En mars 1705, cet impôt fut additionné de deux sols par livre; en décembre 1747 la capitation est accrue de quatre sols par livre et depuis lors n'a cessé de s'accroître pour atteindre le tiercement en 1767. La capitation frappait la noblesse et la roture. La répartition était inégale à ce point que le Roi lui-même en témoigne son mécontentement, déclaration de février 1780. « Il « n'a pu voir sans peine que ce tribut de la partie la moins « fortunée de ses sujets, s'était accru dans une proportion « supérieure à tous les autres impôts; et que reconnaissant « la cause de cette disproportion dans la forme usitée jus- « qu'alors, pour l'augmentation de la taille et de ses accessoires, « il a cru devoir faire cesser cette forme trop facile en ordon- « nant qu'à l'avenir la fixation de ces impositions ne puisse • être changée autrement que par des lois enregistrées dans les « Cours. »

Oui, une modification est nécessaire, l'Assemblée provinciale s'en occupera; mais comment? en adoucissant le fardeau des classes privilégiées et ajournant l'examen de la capitation roturière renvoyé au Conseil royal! Ah pitié!

Les séances quatorzième et quinzième sont très-laborieuses. Elles embrassent tous les travaux de la Généralité; routes anciennes terminées ou en cours d'exécution; routes à entreprendre, à classer, ponts, entretiens, tout y passe. Le réseau de routes était déjà considérable; on comprenait son utilité pour l'avantage du commerce, le transport des denrées alimentaires partout. Malheureusement on ne pouvait consacrer à ces utiles travaux qu'un demi-million, somme faible eu égard à l'étendue des travaux; et encore cette somme fut-elle sensiblement réduite pendant trente ans par les désastres révolutionnaires, puis les exigences militaires absorbantes de l'Empire.

Ces deux séances de l'Assemblée se soustraient à l'analyse, séances de mesures et de chiffres sans fin.

Séance seizième.

Dès le début l'honorable Assemblée assiste à une scène qui en nos temps actuels fort différents paraîtrait drôle et perdrait beaucoup de sa dignité. La voici entière, à cause de sa brièveté.

Après la lecture du procès-verbal de la séance d'hier, Monseigneur le Président a dit que M. le Commissaire du Roi l'avait informé qu'il viendrait de la part de sa Majesté dans la matinée.

Le Commissaire a été reçu au bas de l'escalier par les Syndics et au haut par.... députés par Monseigeur le Président.

Le Commissaire du Roi étant entré, l'Assemblée l'a reçu debout et découverte. Après l'avoir saluée, il a pris séance dans un fauteuil placé au milieu de la salle en face de Monseigneur le Président et il a dit : que le Roi ayant les yeux sans cesse ouverts sur tout ce qui pouvait intéresser la conservation et le bonheur de ses peuples, améliorer l'agriculture et être utile au commerce, sa Majesté l'avait chargé d'apporter à l'Assemblée les objets dont le détail suit : un cahier intitulé, Assemblée provinciale, généralité d'Alençon, sixième partie, agriculture et bien public.

Instruction sur les prairies artificielles;

Instruction sur la culture des turneps ou gros navets;

Instruction sur le parcage des bêtes à laine;

Instruction sur la culture, l'usage et les avantages de la Betterave champêtre.

Avis sur les moyens pratiqués avec succès pour secourir : 1° les personnes noyées; 2° celles qui ont été suffoquées par des vapeurs méphitiques, telles que celles du charbon, du vin, des mines; 3° les enfants qui paraissent morts en naissant et qu'il est facile d'appeler à la vie; 4° les personnes qui ont été mordues par des animaux enragés; 5° enfin celles qui ont été empoisonnées.

Le Commissaire du Roi s'est retiré et a été reconduit par les mêmes Députés et avec les mêmes honneurs.

Aujourd'hui on laisse de pareilles questions à l'examen et aux débats des Comités agricoles, d'hygiène, aux Administrations munici-

pales et on a raison. L'Assemblée provinciale était en face de difficultés financières, sociales et on vient l'entretenir des bienfaits
des gros navets et des betteraves ! ces gens là méritaient mou-
rir et i's sont morts !

Le Rapporteur continue la séance en ces termes : « Monseigneur et Messieurs, de tous les objets dont la discussion a été
confiée au bureau de la comptabilité, le plus important à traiter,
le plus délicat à décider est sans doute la fixation des frais des
différentes Assemblées ; nous voyons au-dessus de nous le jugement du Roi notre maître, autour de nous celui de nos concitoyens ; dans l'avenir celui de la postérité ; il faut seconder les
désirs de sa Majesté, qui est le soulagement de son peuple ;
obtenir la confiance de nos concitoyens ; ils ne l'accorderont
qu'à la sagesse des mesures, à l'égalité des répartitions, à l'économie dans les dépenses, préparer le suffrage de la génération
future, elle ne célébrera que ses talents désintéressés. Que de
motifs de peser avec maturité et de prononcer avec sagesse »...

Telle était la littérature de l'Assemblée, littérature de collet
monté, qui n'est plus de mode ; qu'on remplace par une autre
démesurément verbeuse, disant peu ou rien en des paroles infi-
nies. Chaque période a son langage ; autre est celui de la Révolution, celui de l'Empire, le nôtre.

La séance est occupée par la fixation des honoraires à attri-
buer aux fonctionnaires des assemblées, des commissions, des
bureaux.

Après quoi :

L'Assemblée a témoigné à son bureau la satisfaction du rapport qu'elle vient d'entendre et approuve...

Séance dix-septième.

La comptabilité est séparée de l'impôt ; pourquoi donc ? on ne
comprend pas.

Sur le produit de la capitation, une somme de 160,000, environ pour payer certains services nécessaires à la Généralité.

Parmi ces services utiles, qui sont nombreux, distinguons-en quelques-uns :

Une gratification à l'hôpital d'Alençon, 2,000 livres.

Le traitement du secrétaire de la société royale d'agriculture fixé à 800 fr.

Le loyer, l'entretien et la surveillance de huit pépinières royales établies dans la Généralité estimées à environ 5,464 livres.

Les indemnités des exécuteurs des villes d'Alençon et Falaise, pour le droit de havage, fixées pour les deux à trois mille livres. Que penser de ce détail ! que la moralité n'était pas absolne dans la Généralité? Les deux exécuteurs n'étaient pas des sinécuristes ; la preuve en a été établie. Outre ces deux grands exécuteurs de grandes villes, il s'en trouvait d'autres dans des villes moindres, ainsi un éxécuteur a été maintenu à Bellême, jusqu'en 1793. — Le droit de havage est celui qu'avait le bourreau de prendre à chaque marché, dans chaque poche de grain, une poignée de grain. Il y mettait les deux mains.

La pension de sept élèves à l'école royale vétérinaire à raison de 420 livres par an, non compris les 80 livres accordées pour l'uniforme et les livres de l'art.

Les frais de médecin, chirurgien, médicaments, bouillon dans les maladies épidémiques, depuis 2,000 à 6,000 livres.

Secours aux incendiés, aux pères de nombreuses familles ; aux gentilshommes pauvres, aux vétérinaires employés aux épizooties. »

Voilà de bons services, bien utiles, dont plusieurs ont été supprimés comme abusifs ; et c'est fâcheux. L'argent jeté dans ces services était bien employé.

L'argent provenant de la taille et que - *la bonté du Roi* — veut bien retirer de la caisse du contrôleur-général pour être employé à quelques services de la Généralité a sa distribution comme il suit .

Casernement des troupes par régiment environ..   20,000 l.

Casernement de la maréchaussée.............   10,451

Nourriture et entretien des enfants trouvés......   90,000

La somme de cet article est grosse, la paillardise
était abondante, paraît-il.

Cours d'accouchement......................   2,500

L'un amène l'autre.

Frais pour le tirage de la milice................   2,500

La séance dix-huitième est très-occupée par l'administration des ponts-et-chaussées, la discussion de la demande de nouvelles routes à créer. Beaucoup de villes demandent des débouchés. Entre plusieurs, distinguons-en une : La ville de Mortagne a ses besoins, dit le rapporteur, qui donnent des droits à votre sollicitude. On vous a présenté les détails les plus intéressants sur ses manufactures et son commerce.

Ils ont fait trop d'impression sur vos esprits pour avoir perdu de vue qu'il s'y fabrique une quantité considérable de toiles qui passent dans nos îles. Ce commerce dépasse deux millions par an. Les productions du Perche ne suffisent pas à beaucoup près à l'entretien de cette importante manufacture ; on est obligé de venir acheter les matières premières plus loin, et c'est pour en faciliter le transport que la ville de Mortagne sollicite l'ouverture de la route de Mortagne à Gacé par Moulins. Sa demande mérite d'autant plus d'être bien accueillie que cette route ne sera que le remplacement de celle de la butte Ste-Anne à Longny que vous avez cru devoir abandonner à cause de son peu d'utilité.— Il nous reste à mettre sous vos yeux les demandes de la ville de Nogent-le-Rotrou. Elles tendent à obtenir une communication avec Bellesme. Cette route paraît nécessaire pour rendre de l'activité à une manufacture d'étamines, qui tombe en langueur faute de débouchés. Elle présente un autre avantage, c'est de faciliter le transport des bois de la forêt de Bellesme. qui seule alimente cette partie essentielle du Perche. Une dernière considération parle en faveur de cette route. Lorsque les troupes veulent se rendre de Nogent à Bellesme, leurs équipages sont forcés à un détour, considérable parce que la communication directe d'entre ces deux villes est devenue impraticable pour les voitures....

(La route dont il s'agit, d'une longueur de vingt-un kilomètres, a été terminée après quarante-cinq ans.)

L'Assemblée donne son approbation aux projets préparés avec soin par les ingénieurs.

Les collecteurs de l'impôt qui recevaient six deniers par livre sont réduits à quatre deniers. Il est décidé qu'un seul rôle comprendra : capitation, taille et accessoires, aides, impôt de corvée.

Séance dix-neuvième.

Séance sur les impôts, par conséquent très-importante; séance consciencieuse, mais n'atteignant pas la racine du mal à cette heure si tourmentée.

Le rapporteur du bureau des impositions débute par une petite histoire sur l'origine et la nature des impôts; elle est assez curieuse pour être citée :

« De tous les objets confiés à votre administration, celui qui doit intéresser plus vivement votre sollicitude, c'est la taille, puisque cet impôt pèse sur la classe la plus indigente et que la répartition est succeptible de beaucoup d'abus.

« Son origine: vous savez qu'elle a été établie à l'exemple de la taille, ou du droit que les seigneurs percevaient dans leurs fiefs, du temps du despotisme féodal où tout serf était taillable et corvéable à leur volonté. Elle ne fut d'abord imposée que sur les fiefs du royaume, sur les terres des seigneurs qui les prenaient du roi par un abonnement, afin de se rendre maîtres de la répartition et de profiter de l'excédant de l'impôt dont ils surchargent le peuple. Dans ces temps reculés, la taille n'était qu'un secours extraordinaire, un impôt passager qui finissait avec les besoins qui l'avaient provoqué.

« Il n'est devenu ordinaire et annuel que sous Charles VII. Ce prince, mécontent des milices féodales, de ces troupes levées à la hâte, mal disciplinées qui désolaient les provinces par leurs brigandages, prit le parti de les congédier. Pour les remplacer, il créa ces compagnies d'ordonnances connues sous le nom de gendarmerie française ; et le produit de la taille, qui ne passait pas deux millions fut consacré à l'entretien de ce corps et des francs-archers.

« L'établissement des légionnaires appelés aujourd'huy les vieux corps fit ajouter à la taille une imposition que l'on nomma la grande-crue et qui servait à payer la solde de ce nouveau corps de troupes, composées de 50,000 hommes.

« C'est la formation de ces différentes compagnies qui a donné lieu à l'imposition connue sous le nom de principes de la taille..... Henri II y ajouta le taillon pour augmenter la solde des troupes et exempter les peuples de l'obligation de leur fournir des vivres.»

Louis XIV augmenta le taillon de deux sols par livre.

La taille très-inégale était suivant les besoins ou les caprices du Souverain.

En 1768, déclaration du 7 février, l'impôt se monta à :

Taille et Crue...................... ...	31,178,256 l.
Taillon................................	1,186,755
Fonds des maréchaussées	1,749,446
Fonds d'étapes	2,346,667
Deux sols pour livre	3,646,112

Le total de l'impôt dépassait donc quarante millions en 1768, gros chiffre pour le temps.

L'impôt, pour la Généralité d'Alençon, était :

Taille...........................	1,742,655 l.
Accessoires de la taille.................	1,120,044
Capitation et 4 sols par livre	1,190,190
Total	4,052,888 l.

L'impôt eût dû peser également sur tous; il n'en était rien.

Cet impôt souffrait beaucoup d'exemptions qui le rendaient plus lourd pour le peuple ; car le total décrété devait être trouvé dans une bourse ou dans l'autre et fourni au trésor royal. Des exemptions abusives existaient. Aux uns, exemptions totales de la taille personnelle et d'exploitation ; aux autres exemption de la taille personnelle seule. Pour le clergé, la noblesse, les officiers des cours supérieures, ceux des bureaux de finances, les secrétaires du roi, les officiers de grandes et petites chancelleries pourvus de charges qui donnent la noblesse, exemption de la taille personnelle et d'exploitation limitée à la valeur d'une ferme de trois charrues dans la même paroisse. Les maîtres de postes jouissent aussi de faveurs considérables; encore les défricheurs de terre, les officiers commensaux de la maison du Roi et des princes ses frères, ceux des élections, les prévots, lieutenants, exempts de maréchaussées, les officiers des bailliages et sièges présidiaux, les filles majeures ne faisant valoir aucuns biens; toute cette armée exempte de l'impôt personnel.

C'est à ne pas croire !

Il faut pourtant ajouter à cette tourbe de privilégiés, les possesseurs d'offices, les officiers de grenier à sel et des élections, les exploitants des biens propres ou à ferme, les officiers des maîtrises des eaux et forêts, les gardes des bois du Roi, les gardes-haras, les gardes-étalons, les préposés des vingtièmes, les médecins, les chirurgiens des hopitaux.

Etaient, on le voit, exempts de l'impot à peu près tous ceux qui possédaient une charge de l'Etat.

On avait imaginé des fonctions sans fonctions réelles dont le seul bénéfice était la dispense de l'impôt. Qu'on juge alors l'âpreté de tous à obtenir le plus humble emploi public !

Le rapporteur avoue que des terres étaient abandonnées sans culture, parce qu'elles ne produisaient pas le prix de l'impôt surélevé par l'abstention de la masse des privilégiés.

La répartition égale de l'impôt était œuvre difficile, car les paroisses sont inégales en population, en fertilité du sol, en ressources variées.

Le rapporteur expose les inconvénients de chaque mode de répartition. Après avoir jugé tous les systèmes et les avoir condamnés il s'arrête au système dit arbitraire, comme moins injuste. Cet arbitraire, nous l'appelons de nos jours arbitrage; il est le jugement des hommes les plus éclairés des paroisses pris au sein du conseil municipal. Ce petit comité de répartiteurs sera composé de six membres au moins, tous taillables.

Les réclamations contre la taxation seront sans frais.

Aux receveurs particuliers des finances sont accordés deux deniers par livre; le droit de quittance est de deux livres par paroisse en sus de la taille. Les collecteurs toucheront six deniers par livre du principal de la taille et quatre deniers pour la capitation et les accessoires. Les receveurs généraux, sans doute à cause de la masse d'argent qu'ils touchaient, ne recevaient que trois deniers par livre.

Le rapport est apprécié à sa valeur, et les conclusions en sont adoptées.

Séance vingtième.

Elle commence ainsi :

L'édit mémorable auquel vous devez le bienfait de votre existence......

Si l'Assemblée provinciale s'estime être un bienfait pour la France, la France elle en juge différemment. Elle jugea cette Assemblée un palliatif bien insuffisant et elle eut hâte de s'en débarrasser pour une autre autrement active et réformiste.

La séance résoud des mesures de comptabilité. La Généralité est divisée en neuf élections ou grandes perceptions.

Séance vingt-unième.

Séance de règlement de ménage.

Cependant, un article quatrième du résumé porte :

« Enfin, les syndics de chaque département enverront tous les ans (ils avaient foi en leur longévité) un mois avant la tenue de l'Assemblée provinciale, à messieurs les procureurs syndics, un état que les municipalités seront tenues de leur donner au mois de septembre de chaque année, contenant le détail du produit des diverses récoltes, en spécifiant si leur production est de moitié, du tiers ou du quart de la production ordinaire de leurs sols, avec l'indication des causes de différence du produit de l'année au produit ordinaire. L'influence de ces états dans la démarcation des fonds accordés par le conseil pour le soulagement de la Généralité est un pressant motif pour les municipalités de les rédiger avec exactitude et de les envoyer à l'époque fixée.»

« Les syndics feront encore passer à Messieurs les procureurs-syndics et dans le même temps l'état que les municipalités seront également tenues de leur fournir aussi au mois de septembre, des naissances, des mariages et des morts de leurs paroisses...»

C'était un commencement de tenue de l'état civil par l'autorité laïque.

Séance vingt-deuxième.

Règlementation du travail des cantonniers sur les routes. Une exposition de leurs devoirs quant aux routes, aux réparations, aux arbres à entretenir, aux riverains à surveiller, à la police, aux heures de travail, des repas faits sur la route même, aux outils, aux peines disciplinaires, au traitement, à leur surveillance, à leur nomination. Après adoption, le rapporteur continuant s'exprime ainsi :

« Parmi les établissements qui illustrent le règne de Louis XV et font bénir sa mémoire, les ateliers de charité tiennent le premier rang. (Ce premier rang eût été de n'en avoir pas besoin !) Ce sont des monuments de bienfaisance dont on ne peut assez admirer la sagesse et qui sont dignes de la reconnaissance de la nation présente et des générations futures...»

Nous qui croyons avoir le sens commun essayons donc de retenir notre rire en face de cet éloge du roi crapule qui avilit et ruina la France. A-t-on oublié que ce roi spécula sur le commerce des grains, sur la faim de ses sujets et qu'il fut à la tête de cette scélératesse dite le pacte de famine ?

A part cette bassesse de sujet à roi, le rapport est bien écrit et honore son auteur. Il aboutit à un projet de règlement dont l'extrait suit :

1° préférence aux paroisses les plus pauvres ;

2° Demande aux communautés qui voudront obtenir un atelier de route, d'église, ou autre, d'indiquer quelle somme contributive elle propose pour obtenir un avantage pécunier.

3° Seigneur ou propriétaire désirant un chemin par atelier de charité s'adressera à la municipalité qui statuera sur l'utilité du chemin, sa dépense, fixera le taux de la contribution réciproque.

4° La demande suivra la filière du syndic de la municipalité, du bureau intermédiaire, de la commission intermédiaire, de l'Assemblée provinciale, (rien que cela !) qui approuvera ou rejetera.

5°, 6°, 7°. Détail de règlementation.

8° L'Assemblée municipale pourvoira, sur les fonds de charité, à l'achat des outils et ustensiles qu'il sera indispensable de fournir aux ouvriers. Elle les fera déposer à la fin de chaque semaine dans un lieu désigné.

(Ils sont pauvres en effet ces ouvriers qui manquent même d'une pioche et d'une pelle.)

9° A la fin de chaque campagne comptes à rendre.

« En finissant la tâche que vous nous avez confiée, qu'il nous soit permis de vous inviter à consacrer dans votre délibération un hommage public et durable (oh !) de votre reconnaissance pour monseigneur l'archevêque de Toulouse. Ce principal ministre que ses vertus, ses talents et son rare génie appelaient depuis longtemps ou gouvernement de l'Etat a contribué plus que personne au bienfait de votre existence. C'est à son zèle qui embrasse tout, qui suffit à tout, que vous êtes redevables de l'a⁻ bolition de la corvée (non à Turgot.) de la liberté du commerce des grains (à Turgot encore) et de ce bel ordre établi dans les ponts et chaussées (Turgot) ; c'est par ses soins bienfaisants que s'opèrent ces retranchements, ces bonifications qui promettent à la nation une diminution prochaine dans le poids des impôts qu'elle supporte. Qu'il vive donc à jamais et pour le bonheur du peuple et pour la gloire du Souverain...»

Voilà un discours remarquable de paroles ; il n'y manque que la vérité ; tout y est mensonge et basse flagornerie. L'histoire est sévère pour ce premier ministre, et avec raison ; qu'on se reporte aux chroniques du temps, une telle adulation dégoûte de l'Assemblée provinciale, quoique elle ait parfois son mérite, quand elle se limite à être un comité d'affaires.

L'assemblée applaudit au rapport bien entendu !

Séance vingt-troisième.

Bureau de l'agriculture, du commerce et du bien public. Rapport plein d'intérêt.

Début d'un rhétoricien émérite. Passons sur ses phrases.

« L'agriculture est en progrès, dit le rapporteur, grâce aux « travaux des économistes, » et pourtant les économistes ont commis des erreurs. La théorie n'est pas la pratique ; l'agriculture des jardins n'est pas celle des champs ; l'expérience est le premier des maîtres.

« Dans la Généralité, peu de progrès ; les secours, les encouragements ont manqué;tout au plus un peu d'instruction a été répandue.

«... Le Roi, messieurs, a préparé vos pièces par l'abolition de la corvée et la liberté du commerce des grains. Ces deux bienfaits exigent un hommage public de profonde reconnaissance dont ils vous ont pénétré .»

Toujours le Roi, le Roi. Eh bien le roi Louis XVI, esprit faible et incapable, sollicité par les femmes de sa cour a chassé Turgot, l'illustre ministre instigateur du bien, le seul ministre qui eût sauvé l'Etat, si l'Etat eût pu être sauvé, mais qui assez sûrement eût pu sauver la vie du roi dont il accepta la disgrâce avec résignation.

L'Assemblée provinciale désire l'amélioration des races d'animaux et l'étudie avec conscience; son attention s'étend aux animaux de basse-cour.

L'insuffisance des engrais est notoire.

Les prairies, source d'amélioration, sont bornées.

Les moutons sont en décadence ; grand préjudice pour la viande et la laine ; tort aux manufactures de draps.

La gabelle préjudicie à l'agriculture.

Chercher les meilleurs terrains pour les chevaux, les plus propices aux bêtes à cornes.

Les meilleures méthodes de labourage.

Préservation des blés de la carie.

Voilà un beau programme d'études soumis à la méditation de chacun. La province du Perche, le pays de Mortagne entrent résolument dans cette voie. Le chaulage est pratiqué avantageusement.

Pratique de gerbes, de meules dans les champs recommandée. Le grain y acquiert une qualité supérieure ; économie de bâtiments. La paille en est meilleure pour les bestiaux. Travail d'hiver pour l'ouvrier. Mouture du blé imparfaite dans les campagnes par le mauvais entretien des moulins. Etendre la culture du chanvre. Encouragements aux mariages et aux naissances nombreuses. Mortalité des très-petits enfants estimée alors à un cinquième ; moyens de l'empêcher. Cours d'accouchement et instruction aux matrones de la campagne. Secours aux enragés, aux asphyxiés, aux submergés, etc.

Que de sujets d'étude variés, utiles, nécessaires ; et le rappor-

leur en discourant sur ces matières a fait œuvre plus méritante
qu'en adressant des compliments à qui en est si peu digne.

Séance vingt-quatrième.

L'Assemblée est pleine de la plus noble ardeur ; elle répète
le soir sa séance du matin ; mais cette deuxième séance n'est
que la confirmation de la séance du matin.

Séance vingt-cinquième.

Le contrôleur-général adresse une lettre et deux états relatifs
aux vingtièmes.

Recommandation par le président d'une étude attentive.

Séance vingt-sixième.

Corvée convertie en argent ; sa règlementation. Le chiffre de
l'argent est représenté par le quart du principal de la taille. C'est
raide, cinq sols par livre.

Séance vingt-septième.

Une bonne action. Le président a représenté que la Généralité
avait éprouvé pendant le cours de cette année des pertes occa-
sionnées par la grêle qui a ravagé certains cantons, par l'épizootie, par les pluies continuelles qui ont donné lieu à des inondations destructives, qu'une partie des habitants souffrent ; qu'il
ne croyait pas devoir proposer au Tiers-Etat de concourir à un
secours nécessaire parce que les charges qu'il supporte sont déjà
considérables, mais qu'il était persuadé que le clergé et la noblesse s'empresseraient de donner dans cette circonstance une
preuve de leur générosité ; qu'en conséquence il leur proposait,
sous le bon plaisir du Roi, de consacrer au soulagement des
malheureux une somme de 30,000 livres dont la moitié serait
payée par le clergé et répartie sur les bénéficiers de la Généralité, à l'exception des curés qui ne jouiraient pas de mille
livres de revenu au marc la livre de leurs décimes ; et l'autre
moitié serait payée et répartie également au marc la livre sur
les vingtièmes des nobles ; que cette somme serait partagée entre toutes les élections, en proportion du nombre des paroisses

qu'elles contiennent, ensuite divisée entre chaque paroisse et employée à payer une partie de l'imposition des taillables les plus indigents...

L'idée est bonne à coup sûr ; n'est-elle pas gâtée cependant par la parcimonie du secours. La misère avouée est grande ; les deux castes, clergé et noblesse sont riches ; la somme de 30,000 livres pour secourir tant de monde n'est-elle pas illusoire ? Et encore de cette somme qui eût dû payer pain, vêtements, loyers, une partie n'est-elle pas détournée pour payer la taille des plus indigents. Doutons que cette bonne pensée de secours ait produit le bien qu'on projetait.

Sont exemptés les curés qui ne jouissent pas de mille livres de revenu. Les curés de nos jours autrement pauvres que leurs devanciers ne s'abstiendraient pas de leur part de générosité. Rendons leur cette justice.

« Et pour commencer l'œuvre faut-il d'abord la soumettre au » bon plaisir de sa Majesté et la supplier de l'autoriser. »

Ces gens-là ont démoli la royauté de leurs propres mains ; ils sont les plus coupables.

Un rapport du bureau du commerce.

....Les objets de manufacture et d'industrie qui appartiennent plus particulièrement au commerce de cette province sont les toiles, les frocs, les espagnolettes, flanelles, étamines, les fils écrus, les fers

La tannerie jadis était riche ; aujourd'hui tombée... une autre branche avantageuse de commerce consiste dans l'éducation des chevaux.

....La sécheresse de 1785 en détruisant une partie des bêtes à cornes a donné à ce commerce une secousse violente.

....Les eaux-de-vie de cidre et de poiré forment un objet intéressant ; mais il éprouve des entraves de circulation.

Dans ces épaves de l'Assemblée provinciale, choisissons ce qui concerne les villes de Mortagne et de Nogent.

Il existe à Mortagne une manufacture établie depuis cent
cinquante ans au moins, dans laquelle il se fabrique différentes
espèces de toiles destinées spécialement pour la consommation
des îles françaises.... elle compte aujourd'hui quatre à cinq cents
maîtres fabricants à laquelle sont employés 900 ouvriers. Il faut
à chaque ouvrier une personne pour l'apprêt de la chaîne et des
trames propres à la tissure de chaque pièce. La femme et les
enfants peuvent être occupés à cette partie d'ouvrages. — La
quantité de fil employé s'enlève aux marchés des villes voisines...
il se vend communément cinq à six cents pièces à la halle chaque semaine, ce qui fait par an 25 à 28,000 pièces, ce qui
prouve une circulation de numéraire de deux millions dans
cette manufacture. Malheureusement la fraude est entrée...

Cette fabrication payait d'impôt à l'origine quinze deniers par
pièce. Un arrêt du Conseil de 1731 le porte à quatre sols au
profit des hôpitaux ; le 18 février 1732, ce droit fut adjugé à
deux entrepreneurs moyennant 1,510 livres. Mais en 1747, les
officiers municipaux de Mortagne furent obligés de lever les
charges de leur municipalité pour une somme de 23,320 livres.
La ville se trouvant hors d'état d'acquitter cette somme fut autorisée par arrêt du Conseil à former l'établissement d'un droit
quelconque sur sa manufacture ; ce droit fut fixé à huit sols et
donné à bail au prix de trois mille livres.

En outre un sol pour l'octroi de la ville, un sol pour le con
trôleur des accessoires ; total quinze sols sur chaque pièce de
toile.

Plus deux sols pour droit d'aunage, qui n'est pas fait ;

Plus deux autres sols pour droit d'aunage qui est fait réelle-
ment.

Plus trois deniers par le domaine à titre de droit commun.

Chaque pièce paye donc dix-sept sols six deniers.

Il y a loin de cette somme aux quinze deniers primitifs. Le
fisc excelle aux proportions ascendantes.

Les tanneries de Mortagne méritent d'être prises en considération, continue le rapport, les eaux de cette ville ont une vertu
particulière pour la préparation des cuirs nommés basanes,
dont l'espèce est très-recherchée par les ouvriers de Paris. Ce
commerce acquièrerait plus d'activité et d'étendue, si la marque
des cuirs très-élevée n'y mettait des entraves.

Le commerce de la ville de Nogent consistait autrefois en
cuirs et toiles; mais ces deux branches sont perdues pour elle;
on les a faiblement remplacées depuis environ cent ans par une
fabrication d'étamines.

L'étamine est une étoffe très-légère en laine. On tisse à peu
près sept mille pièces par an, de diverses couleurs, d'une valeur
de quatre-vingts livres la pièce; industrie de près de 600,000
livres par an. Ces pièces sont vendues à l'étranger et consom-
mées en Italie, en Espagne, en Portugal; celles de couleur ne
s'exportent pas. La laine de la province fournit à la fabrication.

Deux mille cinq cents ouvriers dans la ville et les campagnes
se livrent à cette industrie.

« C'est à ces misérables de toutes espèces qui peuvent ga-
« gner suivant leur âge et leurs talents de trois à seize sols par
« jour que l'Etat doit chaque année la rentrée réelle de 280,000
« livres pour une valeur de trente mille livres données en laine
« de la province... »

Que de réflexions douloureuses naissent de ces rapports si
instructifs !

Chacune des industries de la Généralité vient successivement
apporter « l'Assemblée provinciale ses besoins, ses doléances.
Elle écoute, elle est bienveillante ; et après ? on est toujours là
en présence des avidités du fisc qui sont innombrables.

Vingt-huitième séance.

Elle est de fait la dernière ; le bureau des impositions vient
sérieusement dire :

Le bureau s'est occupé de l'objet important que vous avez

confié à son examen ; il a passé tous les articles de la lettre de
M. le contrôleur-général. La première impression qu'il en a re-
çue et que vous éprouverez sûrement comme lui, est un sentiment de reconnaissance dont vous vous empresserez de lui
offrir l'hommage pour les instructions qu'il a bien voulu vous
faire passer...

Toujours même adulation de l'Assemblée envers le premier
Ministre que personne n'estimait et n'aimait en France, excepté
les femmes de la Cour qui l'avaient porté à ce poste éminent. Il
y avait bien lieu en effet à remercier le premier Ministre, car sa
missive annonçait une augmentation de 330,878 livres 2 sols 2
deniers pour la Généralité.

Le rapporteur continuant :

Vous avez déjà mesuré ce surcroît d'impôt avec les forces de
cette Généralité, et vous vous êtes assurés qu'elle ne pouvait le
supporter. Dans cette persuasion vous avez fait au meilleur et au
plus juste des rois l'aveu de votre impuissance ; vous l'avez sup-
plié de fixer un moment ses regards sur le tableau de vos charges, de vos pertes et de vos besoins ; attendant tout de sa bonté
paternelle, vous vous êtes livrés à l'espoir...

Voilà qui est fort sentimental ; mais comme un gouvernement
ne se dirige pas avec du sentiment, tenez pour assuré que le
Roi, tout bonhomme qu'il est, ceci est indéniable, ne tiendra aucun compte de votre embarras et n'y arrêtera pas son attention
une seule minute.

.... La matière mise en délibération, l'Assemblée considérant
la masse énorme d'impôts qui surchargent la Généralité, les malheurs et les pertes qui l'affligent depuis longtemps, le dépéris-
sement de ses manufactures, la diminution sensible de ses fonds
et l'épuisement de ses moyens ;

Considérant aussi la nécessité de fournir à l'État le supplé-
ment de recettes qu'exigent les circonstances et l'impossibilité de
refuser cette preuve de zèle et de dévouement au meilleur des

rois, quand il est sans cesse occupé des moyens de rendre ses peuples heureux, s'est enfin déterminé de voix unanimes, à arrêter :

1° Que sa Majesté sera suppliée d'agréer, comme une preuve de sincérité, et d'amour, et de soumission dont la Généralité est pénétrée pour son prince (oui, et quatre ans après vous lui tranchiez le cou sur un échafaud) et comme un effort entièrement au-dessus de ses forces une somme de 150,000 livres d'augmentation sur les vingtièmes et quatre sols par livre tels qu'ils sont perçus actuellement ; sur lesquels néanmoins il plaira au roi faire déduction à la Généralité des frais de recouvrement, des indemnités, des décharges et modérations ordinaires sur les biens imposés ou imposables, autres que ceux qui appartiennent au roi et aux princes à titre d'apanage ou de patrimoine....

Ouvrez les yeux et comprenez !

Pour finir, une commission fait un rapport sur le choix du lieu où se réunira l'Assemblée provinciale.

Aveugles, qui ne prévoyaient pas l'avenir à courte échéance.

Le lieu de résidence de l'Assemblée provinciale eût dû être Alençon centre et chef-lieu de la Généralité, où siège l'intendant représentant de la royauté, ville où aboutissent les routes, où sont les bureaux et l'accessoire du pouvoir. On choisit cependant Lisieux comme siége de l'Assemblée provinciale. La seule raison qui est donnée est...

.. Il lui a paru (à la commission préparatoire), que l'Assemblée fut fixée dans une ville qui offrît par sa position une correspondance facile et directe avec Paris, Rouen, Caen et les divers cantons de la Généralité... Elle a trouvé que la correspondance d'Alençon avec Paris, Rouen, Caen était bornée à trois et quatre jours par semaine.

Pauvre raison L'établissement d'une voiture messagerie quotidienne eût tranché la question. L'entreprise était aisée.

La commission intermédiaire préparant les matériaux de l'Assemblée devait la suivre.

Les considérations étaient faibles, elles prévalurent. La raison vraie de ce choix, vous pourriez nous la donner, vous Monseigneur, évêque de Lisieux, président de l'Assemblée !

Le mémoire du rapporteur est long, prolixe ; pourquoi tant de paroles pour atteindre pareil but ? masquer la vérité ?

La Noblesse ne prétend point livrer ses cotisations au collecteur public à la manière du Tiers-Etat.

..L'Assemblée, adoptant les réflexions du bureau unanimement, arrête que sa Majesté sera suppliée d'ordonner que le rôle de la capitation des nobles, privilégiés et officiers de justice sera arrêté par le bureau intermédiaire de chaque département, dans la forme proposée par l'Assemblée dans l'un de ses précédents arrêtés et que les expéditions de ces rôles rendus exécutoires par M. l'intendant continueraient d'être remis aux receveurs particuliers des finances de chaque élection dans cette Généralité pour en faire le recouvrement.

Suit un règlement qui donne un pouvoir étendu à la commission intermédiaire; sur la répartition de la taille, sur les bureaux intermédiaires, sur les enfants trouvés, sur les élèves des écoles vétérinaires, les secours aux malheureux , les grandes routes, la comptabilité, les traitements des employés.

Il résultait de cette disposition un avantage qui sera apprécié; celui de voir plus clair (pas d'une manière absolue) dans la perception des finances et leur emploi. L'œuvre était difficile ; elle était un progrès. Le court passage de l'Assemblée provinciale n'a pas été absolument perdu.

Séance vingt-neuvième.

Elle est une séance de clôture.

Comme la séance d'ouverture, elle est accompagnée d'un grand cérémonial, commissaire du roi, président de l'Assemblée se congratulent réciproquement de leurs travaux, de leur zèle, de

leur dévouement. Les membres séparés seront représentés absents
par la commission intermédiaire à laquelle ne manquera ni le
talent, ni la bonne volonté. Les membres titulaires séparés étu-
dieront dans leurs localités les questions pendantes, les médite-
ront, les éclaireront...

Pour péroraison :

Unissez-vous donc à nous, Monsieur le commissaire, pour faire
connaître au meilleur des rois l'état de cette Généralité, et sa
Majesté sera touchée de l'effort patriotique de cette assemblée
qui, en offrant une augmentation dans l'abonnement des vingtièmes, a moins consulté ses forces que les mouvements de son
zèle. Aidez-nous encore à obtenir de la bienfaisance qui caracté-
rise notre auguste monarque une augmentation de fonds libres
proportionnée aux besoins de cette portion de ses sujets.

Vous venez d'être témoin de la désolation que la grêle a portée
dans nos campagnes, de l'épizootie qui a affligé cette Généralité,
et des pertes que lui ont causées les inondations arrivées pendant le cours de nos séances.

Vous savez encore que, par accroissement d'infortune, une in-
tempérie a ôté à la province entière, la ressource des fruits dont
elle retire sa boisson.

Mettez sous les yeux de notre maître commun le tableau
affligeant de nos pertes ; son cœur compatissant s'attendrira au
récit de tant de malheurs et nos humbles supplications seront
favorablement accueillies.

... Vous ajouterez que le sacrifice de notre repos et de nos
intérêts ne nous coûtera point dès que de nouveaux ordres nous
appelleront pour reprendre nos séances : heureux et bien dé-
dommagés si nous ne parvenons à justifier la confiance du roi
et à répondre aux vœux et aux espérances de ses peuples...

Ensuite, Messieurs les députés, témoins et admirateurs du zèle
actif et éclairé de Monseigneur le président, de ses vues bienfaisantes et patriotiques pour le soulagement de cette Généralité,

lui ont exprimé leur reconnaissance et la satisfaction qu'ils éprou-
vent de l'avoir pour chef et se sont séparés en se donnant réciproquement des marques d'estime, de confiance, d'attache-
ment.

Suivent :

Signatures de l'ordre du Clergé, huit ;

De l'ordre de la Noblesse, onze ;

De l'ordre du Tiers-Etat, quatorze.

De ces quatorze du Tiers-Etat cinq sont gentilshommes, seigneurs de quelque lieu.

En somme le Tiers-Etat était fort peu représenté, contraire-
ment à l'équité et à un but que l'on se proposait en créant l'Assemblée provinciale,

Total trente-trois membres.

Le procureur-syndic du Tiers-état appartient à la Noblesse.

Les membres de l'Assemblée ont été choisis, il faut le croire,
dans les familles les plus méritantes de la Généralité. Jeu du
sort ! de ces noms méritants aucun ne reste après moins d'un
siècle. Aucun de ces personnages n'a marqué dans les troubles
qui ont suivi, dans les assemblées politiques, ou départementales,
ou municipales de la Révolution ; un seul, Guéroust des Charbotières, ancien maire de Nogent-le-Rotrou occupera une place
dans l'histoire du Perche, à la suite de Berthereau et de Fontenay, affaire de la suppression d'un droit de franc - fief, dans laquelle il servit le pays avec avantage.

Soyons justes envers l'Assemblée provinciale de la Généralité
d'Alençon. Elle fut appliquée à la mission pour laquelle elle avait
été créée. De Calonne, le ministre immoral, habile aux expédients verreux, le favori des dames de la Cour, l'adversaire des
Etats-Généraux qui auraient démasqué ses procédés illicites,
institua ce diminutif d'une chambre plus importante. Il fallut
bien lui déléguer, sinon une parcelle du pouvoir constituant, du
moins un rôle de contrôle. L'Assemblée provinciale réduite à ce

rôle subalterne, en présence des mille questions autrement
graves qui surgissaient de tous côtés, accomplit sa mission dans
la limite à elle tracée. Pour la première fois peut-être l'examen
financier fut approfondi assez pour rendre la déprédation impos-
sible ou restreinte. C'était un progrès dans 'une administration
où le vol des deniers publics était habitude ordinaire et tolérée.
L'attention de l'Assemblée se porta sur ce qui intéressait l'agriculture, le commerce, l'industrie, la voirie, les travaux publics
les œuvres de charité. C'était œuvre de Titans ; distribuée en
plusieurs bureaux, elle put aboutir et chaque bureau apporta
ses lumières. Le maintien de l'Assemblée provinciale eût porté
ses fruits à la longue ; fondée pour éviter la création d'une
Assemblée autrement importante et redoutée, incapable d'une
réforme sociale qui était le vœu de tous, l'ardent besoin général, elle accomplit sa tâche avec conscience et talent. En se sé-
parant, en se promettant l'étude et la méditation à nouveau
des besoins de la province eut - elle le pressentiment de
son délaissement par le ministre dès l'année suivante ? De
Calonne l'instigateur de son existence était en fuite sous la
protection de la loi anglaise, et pour cause. Son successeur, de
Brienne l'archevêque, le prêtre sans foi, le protégé des femmes,
ne tenait guère. Les ministres de ce gouvernement en décadence, moins deux très-éminents que le roi incapable de discerne-
ment, congédia, réduits à l'impuissance par les intrigues de la
Cour n'arrêtèrent pas le torrent qui se précipitait en dehors de
ses digues rompues.

L'Assemblée provinciale engloutie comme tant d'autres ins-
titutions ne reparut plus. Son rôle modestement utile n'apparaît
pas à la surface ; qui a souvenir d'elle ? Qui sait son existence,
où trouver les traces de sa vie passée ? Ces traces existent pourtant, oubliées sur les tablettes d'un très-pauvre cabinet de mairie
de la campagne du Perche, La Perrière, mêlées aux actes de
l'état civil où, rares débris ils disparaîtront dans peu. L'exis-

4

tence de l'Assemblée provinciale de Paris est cependant indiquée
dans quelques histoires de Paris, mais en peu de mots, comme
fait sans consistance. L'historien ne s'arrête ni à son programme,
ni à l'exécution de ce programme. Mais, quant aux Assemblées
des vieilles provinces de la France, qui donc y a fixé son attention, quoique deux aient été des modèles de bon gouvernement?
La province du Perche a eu malheur, qui donc a soufflé mot de
son Assemblée provinciale qui valait bien pourtant qu'on en
parlât? Les plus habiles ont semblé ignorer qu'elle ait eu vie.
Rencontrant par hasard aujourd'huy ses œuvres remises au jour,
ces œuvres là, quoique méritantes certainement ne paraîtront
qu'un point, comme ces légers nuages égarés dans le ciel un
quart d'heure avant l'orage.

Ses contemporains eux-mêmes restèrent dédaigneux d'une
amélioration qui leur parut insuffisante. Bouillonnant d'impa-
tience, ils se précipitèrent dans la tourmente sociale, et accla-
mèrent une autre Assemblée autrement énergique et puissante,
débordant de cette passion qui étourdit au premier moment,
mêlant le bien et le crime, dévastatrice des sociétés. Et pourtant
l'institution dite provinciale, si elle eût été maintenue, si elle eût
eu l'appui d'un monarque moins incapable, la direction d'un
ministre du sang des Sully et des Colbert (ces gens de Cour avaient
obtenu du faible roi l'éloignement de l'économe Turgot, l'habile
administrateur du Limousin estimé, aimé de tous, ayant fait
ses preuves), qui sait l'avenir; qui sait si l'inévitable Révolution
n'eût pas été plus pacifique, si elle n'eût pas été refrénée dans
ses débordements, si un peu de sagesse n'eût pas été imposée à
l'habituelle immodération française?

Docteur JOUSSET.

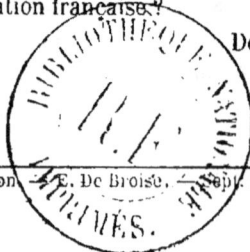

Alençon. — E. De Broise. — Sept. 1875.

www.ingramcontent.com/pod-product-compliance
Lightning Source LLC
Chambersburg PA
CBHW070915210326
41521CB00010B/2191